DESINTOXICACION CELULAR IONICA

Por: Raymundo Ramírez

ISBN 9781463732349

DEDICATORIA

Esta obra esta dedicada a todas aquellas personas que con animo y entusiasmo se preocupan siempre por mantenerse saludables y joviales.

CONTENIDO

INTRODUCCION

En los tiempos de hoy, existe un consumo elevado de calorías en los alimentos que consumimos, muchos de los cuales provienen o los categorizamos como comidas rápidas o "fast food". Entre esta clase de alimentos encontramos a las famosas hamburguesas, los perros calientes o "hot dogs", french fríes, que de francés no tienen nada, tacos, puposas etc. En este dizque alimentos y en muchos otros usamos las carnes rojas, carne de cerdo, carne de pollo, de pescado etc. Todas estas carnes que en mayor o menor grado tienen un alto contenido de grasas saturadas, estas grasas que nuestro cuerpo generalmente no las puede metabolizar, a estas mismas carnes ya que se les refrigera les ponen conservantes(químicos), colorantes, saborizantes etc. todo con el fin de que mantengan su textura frescura y buen sabor, y aun tenemos que consumir una gran cantidad de hormonas que se usan cuando se esta engordando a algunos de los animales de los cuales nos proveen estas carnes, llámese ganado bovino, porcino, avícola etc. Por si fuera poco en la preparación de las maravillosas hamburguesas las preparan con lechuga, jitomate, cebolla, pepinillos etc., y déjame decirte estimado lector que todos estos vegetales que se usan al cultivarlos se les fertiliza, para un desarrollo de la planta mas rápido, se les fumiga con pesticidas para matar malezas de los cultivos, claro así es todos estos fertilizantes que se usan y los pesticidas llegan hasta el interior de los vegetales y aunque los lavemos cuidadosamente, esto no es suficiente para limpiarlos por completo.

En conclusión nos damos cuenta que al ingerir toda esta clase de "alimentos" estamos depositando dentro de nuestro cuerpo una gran cantidad de toxinas dañinas que en su mayoría nos acarrean problemas serios en nuestra salud y además provocan envejecimiento prematuro a nivel celular en todo nuestro organismo.

El punto importante aquí, es el siguiente, ya sea que por la exposición que tenemos al medio ambiente, al consumo de alimentos contaminados, agua contaminada etc., debemos tener cuidado y tomar las medidas necesarias para tratar de evitar intoxicar nuestro cuerpo en exceso, en este texto encontraremos algunas formas en las cuales se puede hacer una desintoxicación, aunque el enfoque se centra mas en la **desintoxicación celular iónica.**

MORFOLOGIA DE LA CELULA

La célula es la unidad mas pequeña con vida dentro de nuestro cuerpo, existen millones de ellas, de allí emanan todas las funciones vitales y las cuales nos proveen de vida, estas se llevan acabo en las células las cuales forman tejidos, de los tejidos se forman los aparatos, y estos a su vez forman los sistemas en el cuerpo, todos estos componentes de nuestra vida se ven contaminados diariamente por la polución del medio ambiente, alimentos procesados que consumimos, mal estilo de vida, etc.

CAUSAS QUE PROVOCAN ESTRESS

Cambios. Una cierta dosis de cambio es deseable y necesaria. Apenas esta supera nuestra capacidad de adaptación, nos encontramos en la fase negativa del estrés, es decir que ya no se encuentra asegurado nuestro equilibrio mental y físico.

Sobrecarga. La falta de tiempo, el exceso de responsabilidad, la carencia de apoyo, y las expectativas exageradas contribuyen a crear este cuadro de excesiva exigencia.

Alimentación incorrecta. En caso de estrés deberíamos preocuparnos particularmente por una alimentación suficiente y equilibrada. Sin embargo, la experiencia demuestra que la presión del tiempo, la falta de interés por hacer las compras y cocinar, provoca justamente lo contrario. De este modo se genera una carencia de determinadas vitaminas y minerales comienza a actuar el circulo vicioso y el estrés se acrecienta. No solo es importante que y cuando comemos, sino también como comemos.

Fumar. La nicotina estimula la liberación de hormonas que provocan reacciones de estrés.

Ruido. El ruido provoca irritación y debilita la capacidad de concentración. Los efectos pueden ser de tipo mental o físico. Ambos pueden provocar reacciones de estrés.

Autoestima. Las personas con escasa autoestima y poca seguridad en si mismas son mas propensas al estrés que las que tienen una imagen positiva y confianza en si mismas.

Miedo. El miedo no solo es síntoma o un signo, sino también una causa de mayor estrés. Las personas que reaccionan con mayor susceptibilidad al estrés provocado por el miedo, tienden a preocuparse innecesariamente, a evocar constantemente vivencias desagradables del pasado, a sustentar un concepto pesimista de la vida o a estar permanentemente a la espera de catástrofes.

Falta de posibilidad de influir. Una fuente de estrés que no debe subestimarse es la perdida real o imaginaria de la posibilidad de influir. Particularmente las personas con escasas posibilidades de influencia y facultades de decisión suelen sentirse impotentes.

Transito vial. Las congestiones de transito, las luces luminosas, el ruido y la contaminación del aire pueden poner en marcha una reacción de estrés. Quienes viajan a menudo, experimentan el transito vial como una fuente diaria permanente del estrés.

Perturbaciones del ritmo natural. Las perturbaciones del ritmo natural provocan irritabilidad, trastornos digestivos, dolores de cabeza y un ritmo alterado del sueño.

Progreso. Debido al progreso técnico se ha producido un aumento de la carga de trabajo, un incremento de la presión de los plazos, mientras se elevan constantemente las exigencias. Los contactos humanos se empobrecen y disminuye la comunicación. Los empleados de oficina en puestos de trabajo con computadoras, presentan con mayor frecuencia trastornos provocados por el estrés.

SINTOMAS DE ESTRÉS

La reacción ante un exceso de estrés abarca el cerebro y la totalidad de las funciones del cuerpo.

Insomnio. Uno de los primeros síntomas de estrés, son los trastornos del sueño. El sueño tiene gran importancia para la resistencia al estrés, porque muchos efectos negativos del estrés se amortiguan con el sueño. El sueño es la principal fuente de recuperación emocional y física.

Cansancio físico y mental. El estrés es una fuerza motivadora positiva que inicia a un rendimiento óptimo. Con una buena dosis de estrés somos productivos, creativos, capaces de comunicarnos y sanos. Más allá de este nivel, comienza la fase negativa del estrés, cuyas consecuencias son ineficiencia, baja productividad, así como malas relaciones personales. Todos estos factores provocan cansancio mental. El cansancio físico y mental tiene un efecto sinérgico y genera más estrés.

4

Abuso del alcohol y del tabaco. El motivo por el cual mucha gente ocurre al alcohol es su incapacidad de acabar con el estrés. Buscan aliviar con el alcohol su agotamiento, sus miedos, frustraciones y la presión a la cual se encuentran sometidos. El alcohol puede levantar el ánimo durante un breve lapso y de este modo, favorecen aparentemente la distensión. Pero el consumo permanente de alcohol y sobre todo el abuso, puede provocar acostumbramiento y múltiples problemas de salud. El fumar es también una reacción al estrés igualmente difundida y perjudicial. Los efectos del uso del tabaco, alcohol y café se potencian mutuamente.

Abuso de medicamentos. Es cada vez mayor el número de personas que ante estados de salud provocados por el estrés, recurre a los medicamentos. Estos alivian los síntomas pero no combaten las causas. Por ello es importante que la ingestión de medicamentos tales como los tranquilizantes, sea sólo limitada en el tiempo y se produzca en base a prescripciones.

El sistema inmunológico. Inicialmente cuando aparece el estrés se estimula el sistema inmunológico. Recién después de un estrés prolongado, se presenta un debilitamiento de las defensas inmunológicas.

Enfermedades Cardiovasculares. Los estudios demuestran que existe una estrecha relación entre los factores de estrés y las enfermedades cardiovasculares. A ello cabe agregar también la hipertensión, la arterosclerosis y el infarto de miocardio.

Otros Síntomas Posibles. Pérdida de apetito, trastornos digestivos, úlceras gástricas, obesidad, afecciones cutáneas, contracturas musculares, dolores de cabeza y espalda, falta de concentración, pérdida de memoria, aumento de la agresividad, trastornos psíquicos, problemas sexuales.

COMO DOMINAR EL ESTRÉS

El modo más efectivo de dominar el estrés es el cambio de forma de vida. Una actividad física suficiente, una alimentación sana y la relajación contribuyen a ello.

- **Alimentación sana**. Una alimentación de alta calidad y una relación equilibrada entre el consumo de calorías y de energía tiene enorme importancia. Una alimentación equilibrada se compone de 20 a 35% de grasa, 15 a 20% de proteína y 50% de hidratos de carbono. También contribuyen a dicho equilibrio los alimentos naturales y una cantidad suficiente de fibras alimenticias. Además debería consumirse por lo menos 1-2 litros de agua por día. También es importante tomar vitaminas y sustancias minerales. Es aconsejable comer lentamente y con regularidad.
- **Actividad física**. Debería de practicarse paso a paso y progresivamente nuevos tipos de deportes y movimientos. Los deportes decididamente competitivos provocan estrés adicional. El deporte tiene una gran importancia para el dominio y la prevención del estrés, así como para el incremento del bienestar.
- **Métodos de relajación**. La correlación entre el cuerpo y la mente es de importancia capital para la relajación. Muchos de los métodos de relajación ofrecidos se basan en una relajación muscular voluntaria. De este modo se despierta primeramente la percepción del estado físico, que es necesaria para el éxito del método. Los ejercicios en sí mismos, también contribuyen a que el estresado se ocupe plenamente de sí mismo.
- **Diversos métodos**, tales como el entrenamiento autógeno, la sofrología y la meditación logran una distensión más profunda que comprende elementos psíquicos. Con algo de práctica, los métodos de relajación bien aplicados pueden lograr en poco tiempo en equilibrio entre la mente y el cuerpo.
- **La Clave**. El primer paso para un dominio exitoso del estrés es la comprensión de sus causas, la clave es la adopción de una actitud positiva y dinámica frente a la vida. Las personas con esta actitud frente a la vida pueden vivir y desarrollar su actividad con un alto nivel de energía. Una actitud de este tipo constituye el sustrato para una imagen positiva de sí mismo, la protección más efectiva contra las influencias destructivas del estrés.

- **Filosofía**. El dominio del estrés es una filosofía de vida. El sentido común y la propia existencia de vida contribuyen a dominar el estrés: aprender a distinguir entre los acontecimientos y las situaciones sobre los que podemos y queremos influir y aquellos que se encuentran fuera de nuestro ámbito de influencia.
- **Tolerancia, flexibilidad y capacidad de adaptación**. Aceptar los cambios, reconocer que existen diversos caminos que conducen a la meta. Pensar sin anteojeras y una mayor franqueza con condiciones indispensables para subsistir en nuestro mundo.
- **Planificación del tiempo**. Una división eficiente del tiempo es un elemento orientador esencial para dominar el estrés. Al planificar el curso del día es esencial establecer prioridades. Es importante estimar el tiempo requerido por diversas tareas. Para no sobrecargarse, es necesario aprender a decir no. ¡Determinadas tareas pueden delegarse! Pero al planificar el tiempo no debemos olvidarnos de nosotros mismos. Reserve también un determinado tiempo para sí mismo.
- **Manejo del Miedo**. El miedo se origina siempre en pensamientos desagradables que provocan sensaciones de angustia. El miedo puede reducirse, quebrando y deteniendo la cadena de los pensamientos que conduce a los estados de angustia. Ello puede lograrse reemplazando estos pensamientos desagradables por imágenes más tranquilizadoras y distensionantes. Practique el arte de vivir en el presente.
- **Entusiasmo y humor**. Una pizca diaria de entusiasmo, humor y risa contribuyen en gran medida a dominar el estrés. Una sana dosis de humor no sólo es divertida. Mejora también las reacciones entre las personas y puede calmar el estrés. El humor refleja la capacidad de relativizar las cosas y verlas desde una perspectiva correcta.

QUE SON LAS TOXINAS

El cuerpo en su proceso metabólico de degradación de los alimentos (azúcares, grasas, y proteínas) da origen a residuos tóxicos, que son aceptados por el organismo mientras no sobrepasen un determinado umbral, pasado este límite estas sustancias representan un verdadero peligro para el cuerpo.

Una dieta pobre y un estrés elevado provocan que el organismo tienda a acumular y almacenar excesivas cantidades de desperdicios como el Ácido di acético, láctico, pirúvico, úrico, carbónico, acético, butírico y hepáticos.

Los ácidos atacan articulaciones, tejidos, músculos, órganos y glándulas causando disfunciones de distintas magnitudes. Además, se dice que mientras se envejece, es necesario evadir enfermedades y mantener la vitalidad y esto se logra manteniendo sustancias neutras en el cuerpo, lo cual, es muy difícil de mantener hoy en día por el ritmo de vida que llevamos.

Los alimentos son la principal fuente de toxinas. La sobrealimentación no conduce sólo a la obesidad, como se suele creer, la acumulación de grasa es sólo un aspecto de sobrealimentación, también se acumulan toxinas, sin que haya aumento de peso notable.

Por lo tanto la acumulación de toxinas es más peligrosa que la obesidad, estas toxinas tienen una acción dañina sobre el cuerpo. Hoy se consumen cantidades excesivas de alimentos, esto se explica, entre otras cosas, por el hecho de que éstos han sido despojados de sus elementos vitales por los múltiples procedimientos de refinación que experimentan, es decir que hoy se tienen que consumir más alimentos que en el pasado para cubrir las necesidades diarias de vitaminas, minerales y oligoelementos.

Una intoxicación sólo debería ser un hecho accidental y raro, por desgracia, la exposición a sustancias tóxicas que contaminan el medio ambiente y los alimentos, es un hecho cotidiano.

El envenenamiento que sufren los cultivos agrícolas, la cría de animales utilizando hormonas y antibióticos, la contaminación del aire, del agua y de los suelos, provoca que se pierdan las propiedades nutritivas que poseían.

A la contaminación ambiental se agrega la contaminación voluntaria producida por los tratamientos y uso de insecticidas, herbicidas, fungicidas, conservantes, tabaco, alcohol, cosméticos, aditivos, medicamentos, etc., todos estos químicos penetran en el organismo:

Por aire (pulmones): Humo de tabaco, chimeneas, vehículos,   calefacciones, fábricas, etc.

Por la piel: Polvos, cremas, tintes para cabello, algunos cosméticos, lavalozas, blanqueadores, etc.

Por el aparato intestinal: Aditivos, conservantes, químicos y fertilizantes de fruta y verdura, nitratos, fosfatos, etc.

"Como podemos ver, incluso personas que concientemente logran estilos de vida saludables, están sujetas a muchas fuentes de intoxicación en su vida cotidiana en forma involuntaria."

DONDE ENCONTRAMOS LAS TOXINAS

De acuerdo a un artículo publicado en la revista Scientific American (El Científico Americano) en febrero de 1998, las toxinas están aumentadas de 5 a 10 veces más en nuestros hogares que afuera de ellos. Las toxinas están en todos lados. Ningún lugar es seguro para esta amenaza tóxica.

Estudios señalan que hoy día se pueden encontrar de 300 a 500 toxinas que no se encontraron en ningún ser humano antes del año 1940.

Entre los factores que contribuyen al aumento de toxinas en el cuerpo está la mala alimentación, el estilo de vida, la falta de ejercicio y la elevada cantidad de toxinas en la tierra, agua y aire (polución), drogas farmacéuticas que tienen efectos secundarios, abuso de drogas, aumento de radicales libres y estrés.

Una toxina es una sustancia que crea irritación o efectos dañinos en el cuerpo.

DE DONDE VIENE LA CONTAMINACION

La polución viene en diferentes formas. Una es en forma de dióxido de sulfuro que producen las plantas de poder, motores diesel, partículas en suspensión de construcción, industria, al quemar madera y el monóxido de carbono de los automóviles.

60.000 muertes al año en USA se ligan a polución del aire.

El ambiente interno de la casa está también contaminado. Un estudio señala que en los Estados Unidos el 35% de los espacios de oficinas tienen más contaminación interna que afuera de ellas, debido a químicos en los productos de limpieza, adhesivos de las alfombras, productos plásticos y ventilación.

El agua "potable" esta contaminada en la mayoría de las ciudades. Las substancias utilizadas en la industria invariablemente llegan a los depósitos de agua, como por ejemplo los fertilizantes y también la materia fecal (bacterias-Coolí).

PORQUE OCURRE LA TOXICICIDAD

La toxicidad ocurre cuando tenemos más toxinas de las que el cuerpo está capacitado para limpiar y se inicia su acumulación, daño celular, de tejidos y órganos. El balance normal está perturbado.

Nuestro cuerpo elimina toxinas haciéndolas solubles en agua, o neutralizandolas (como es la labor de los antioxidantes que combaten a los radicales libres). También aclaramos toxinas a través de la piel (sudor) y el ejercicio.

CAUSAS COMUNES DE TOXICICIDAD

Polución del aire

Constipación

Casi invariablemente una persona que sufre de constipación, estará auto-intoxicándose porque el cuerpo no puede deshacerse de los deshechos metabólicos y toxinas.

Mala dieta

Alimentos procesados. No hay nutrientes ni tampoco una adecuada cantidad de fibra natural para ayudar en los procesos digestivos. La dieta promedio de la sociedad actual no contiene la cantidad adecuada de vitaminas, minerales, carbohidratos o enzimas.

Exceso de alimento

El exceso de alimento produce en el cuerpo mucho estrés, hace trabajar de más al sistema digestivo. El estómago tendrá que producir más ácido clorhídrico, enzimas pancreáticas, bilis y otros factores para el procesamiento de los alimentos. Los alimentos no se metabolizan bien y contribuye a la acumulación de alimentos mal digeridos y toxinas.

Falta de agua

El cuerpo humano esta formado de 65 a 75% de agua. Después del oxigeno el agua es lo mas importante.
El agua limpia el organismo, y es fundamental para barrer toxinas y limpiar deshechos metabólicos. Si no tomamos suficiente agua, el cuerpo no puede eliminar las toxinas efectivamente.

Tomas 8 a 10 vasos de agua al día es lo que se recomienda, sobre todo si estamos haciendo una limpieza interna.

Estrés

El estrés afecta a cada célula del cuerpo humano. Compromete al sistema inmune y produce químicos que afectan órganos y sistemas.

Antibióticos

Barren la flora intestinal normal. El sistema digestivo pierde su balance, a veces permitiendo el crecimiento de bacterias patógenas.

Falta de ejercicio

El ejercicio estimula el sistema circulatorio y linfático, hace crecer al músculo y oxigena los tejidos. La falta de ejercicio lleva a una disminución del metabolismo basal y falta de energía.

Comer mucho por la noche

Nuestros cuerpos saben como limpiarse, de hecho hacemos todas las noches una mini-limpieza interna con las horas de ayuno de la noche a la mañana, pero desafortunadamente en la vida moderna ya eso no es suficiente.

El cuerpo humano esta diseñado para los procesos de reparación celular y limpieza interna con el sueño. El estar alerta y en labores diarias, gasta mucha energía. Si la persona se va a dormir después de una cena abundante, inhibirá los procesos de limpieza porque el cuerpo utiliza la energía en la digestión de los alimentos y no en la limpieza interna.

Es por resta razón que la mayoría de las personas van al baño en la mañana, porque el cuerpo necesita disponer de los deshechos metabólicos producidos durante las horas de sueno.

QUE CARGAMOS EN NUESTRO CUERPO

Muchos de nosotros cargamos entre 10 a 15 libras de deshechos que no han sido metabolizados en el sistema digestivo.
Como ha notado, nuestro organismo tiene que lidiar con innumerables contaminantes del agua, aire, alimentos que comemos, microorganismos, químicos y carcinógenos.

Para ayudar a su cuerpo en el proceso de desintoxicación o limpieza interna, haga una Limpieza Intestinal por lo menos 2 veces al año

La depuración del cuerpo es importante para elimina las toxinas que en la mayoría de los casos alteran nuestra Salud.

Muchas de estas toxinas son acumuladas durante años en nuestro Organismo y terminan por originar una serie de enfermedades.

QUE SON LAS ENFERMEDADES

Las enfermedades son una alteración de la salud. Pueden ser de origen infeccioso o no infeccioso. Las primeras son causadas por virus, bacterias, hongos u otros agentes patógenos. Las segundas tienen un origen variado que puede ser genético o provocado por otros agentes, generan trastornos corporales en las funciones de los órganos, se presenta desequilibrio físico, mental o estructural de alguna o varias de las partes del cuerpo. Todas las enfermedades tienen un proceso evolutivo, sus causas por lo general son conocidas y se manifiestan a través de ciertos síntomas y signos característicos, cuya evolución puede ser más o menos previsible.

DESEQUILIBRIOS ORGANICOS: CAUSA Y EFECTOS

Lo que habitualmente llamamos enfermedad, es solo un síntoma del estado de desequilibrio al cual hemos llevado a nuestro organismo. En sí mismo, el cuerpo humano tiene gran cantidad de maravillosos mecanismos para resolver problemas al que puede verse expuesto: excesos, carencias, toxicidad, etc. Pero el moderno estilo de vida se las ha ingeniado para colapsar esa increíble capacidad de adaptación y malograr nuestra natural capacidad de adaptación a los inconvenientes.

Comprender esto, representa el cincuenta por ciento de la solución de nuestros actuales problemas de salud. Y ese es el objetivo de esta publicación: que el lector entienda cómo él mismo ha generado tal situación de desequilibrio y -por sobre todo- cómo él mismo puede remediar tal problema en la medida que retorne a los hábitos saludables que nunca debió abandonar.

En esto no hay misterios, ni tampoco soluciones mágicas. Los errores se generan principalmente por ignorancia. En la medida que sepamos como opera la inmensa inteligencia corporal y comprendamos sus mecanismos, veremos que es muy sencillo jugar a favor (y no en contra) de nuestra propia naturaleza humana.

También entenderemos que no habrá medicamento alguno que pueda remediar nuestros problemas, mientras no dejemos de boicotear nuestro organismo con hábitos que van en contra de las leyes naturales.

13

LA INTOXICACION COTIDIANA

Inicialmente debemos comprender como funciona el mecanismo de la intoxicación cotidiana. Si diariamente incorporamos más tóxicos que los que podemos evacuar, no necesitamos ser científicos para entender que la acumulación de venenos acabará por generar un colapso. Esa es la génesis de la mal llamada enfermedad: desde un eccema hasta un cáncer, todo responde al mismo mecanismo de generación. Solo difiere el grado de toxemia y el órgano por donde el organismo expresa su claudicación.

En esta lógica de funcionamiento corporal, es importantísimo el rol que cumple la correcta nutrición (por ello otras dos publicaciones se ocuparán del tema), pero de poco servirá una alimentación equilibrada en un contexto de colapso orgánico.

Veremos luego que hasta el mejor de los nutrientes puede no ser aprovechado como consecuencia de estar atrofiados los mecanismos de la química corporal por el colapso tóxico.

Síntomas como cansancio, insomnio, manchas en la cara y el cuerpo, hormigueos, etc.), pueden ser manifestaciones de intoxicación reciente o acumulada.

EXISTEN 2 TIPOS DE TOXINAS

Toxinas exogenas.

Son las de origen externo, ingresan al organismo a través de: La respiración (gases de las fábricas y vehículos, humo de las chimeneas, de los cigarrillos, etc.),
La piel y mucosas (pinturas, insecticidas, etc.)
La vía digestiva (fármacos, alcohol, colorantes artificiales, carnes rojas en exceso, grasas, preservantes, fármacos, entre otros).

Toxinas endógenas.

Son sustancias elaboradas en nuestro organismo. Pueden estar relacionadas con algunas enfermedades infecciosas como la fiebre tifoidea, hepatitis, diabetes mellitus, entre otras. El stress, ansiedad entre otras, generan toxinas que de alguna forma son dañinas para la salud.

Ejercer nuestro derecho a un óptimo estado de salud, se parece mucho a una mesa asentada en tres patas: todas deben estar fuertes y en equilibrio. Por ello, la tarea de depuración orgánica se potenciará enormemente con un contemporáneo freno al ingreso de nuevas toxinas y aporte de los nutrientes esenciales que faltan.

Trabajar separadamente cada aspecto, conspira contra una rápida recuperación de la salud.

LA RENOVACION PERMANENTE

Esta fuera de discusión el hecho biológico de nuestra constante renovación orgánica. Diariamente estamos produciendo millones de nuevas células que reemplazan a las más viejas. Recientes estudios demuestran que incluso hasta las células cerebrales -consideradas hasta hace poco, elementos perpetuos del organismo- se renuevan periódicamente.

Aunque la gente piense que su cuerpo es una estructura estática que envejece, el organismo está en estado de renovación permanente: a medida que se descartan células viejas, se generan otras nuevas para reemplazarlas. Cada clase de tejido tiene su tiempo de renovación, que depende del trabajo desempeñado por sus células. Las células que recubren el estómago, duran sólo cinco días. Las células de los glóbulos rojos, después de viajar casi 1.500 kilómetros a través del "laberinto" circulatorio, sólo duran alrededor de 120 días antes de ser enviadas al "cementerio" del bazo.

La epidermis -capa mas superficial de la piel- se recicla cada dos semanas. El hígado, el desintoxicante de todo lo que ingerimos, tiene un tiempo de renovación total calculado entre 300 y 500 días. Otros tejidos tienen un tiempo de vida que se mide en años y no en días, pero están lejos de ser perpetuos. Hasta los huesos se renuevan constantemente: todo el esqueleto humano se reemplaza cada diez años en los adultos. Jonás Frisen, biólogo celular del Instituto Karolinska de Estocolmo, ha demostrado que la edad promedio de todas las células del organismo de un adulto puede ser tan sólo de entre siete y diez años. Esto ya lo sabían los intuitivos maestros orientales, pues en los antiguos textos hablaban de un período de siete años para la completa renovación del organismo.

DESINTOXICACION CELULAR IONICA

Terapia de Desintoxicación celular iónica

Es una terapia para depurar y desintoxicar permanentemente el organismo de manera no invasiva e indolora.

Se aplica directamente en los pies y permite limpiar las toxinas del organismo mediante la inmersión de ellos en agua con ionización controlada.

Como sabemos cuando las toxinas se quedan en el cuerpo por un período de tiempo prolongado darán lugar a enfermedades crónicas.
Esta terapia sumada un estilo de vida sano y de bajo stress, proporciona una manera completa y eficiente de mantener niveles de alta energía y salud a largo plazo.

¿Por qué se aplica en los pies?

Las plantas de los pies son ricas en glándulas sebáceas, en terminaciones nerviosas y en puntos reflejos. Las glándulas sebáceas están en íntimo contacto con la fina red de capilares, la expresión más pequeña de los vasos sanguíneos, y eso es algo a tener en cuenta.

Por otra parte, se conocen desde tiempo inmemorial que en la planta de los pies existe una representación de órganos y sistemas de nuestro cuerpo y que existen conexiones que unen estos puntos y superficies con los órganos específicos correspondientes, pudiendo ser estimulados a través de impulsos ejercidos sobre esas áreas.

(Reflexología podal) Además es muy cómodo para el paciente ya que sólo tendrá que sacarse los zapatos y los calcetines o medias, permite que se aplique con el paciente sentado cómodamente.

¿Qué es la Micro circulación?

Con este término nos referimos al fluir de la sangre a través del sistema vascular, entre las arterias y las venas; incluyendo los capilares, metarterioles y arteriovenous anastomoses.

Su principal función es transportar oxígeno y nutrición e intercambiarla por dióxido de carbono, ácido láctico y la producción metabólica.

Mientras mejor sea el micro circulación, mayores son los nutrientes y el oxígeno que se proveen al organismo. Pueden acelerarse los mecanismos de auto curación. Si la micro circulación falla puede causar gran cantidad de enfermedades, especialmente condiciones crónicas. El daño comienza a nivel molecular donde las células son incapaces de fluir normalmente debido a productos y contaminantes tóxicos.

Sistemas Entrelazados

El tratamiento con energía produce curación de dos formas. El ser humano está formado por una variedad de sistemas entrelazados y que contribuyen a su salud física, mental y emocional (como el sistema digestivo y el sistema nervioso).

Uno de los principales es el sistema de energía, que metaboliza y distribuye la energía a través de todo el cuerpo.

Una de las formas que cura es por medio de reequilibrar al sistema de energía, por medio de estimular, drenar y reparar las partes dañadas.

La segunda manera es por el efecto de "resonancia". Los átomos que forman el cuerpo físico están hechos de partículas móviles con diferentes cargas eléctricas. Todas las sustancias del cuerpo están hechas de ellas. Por lo tanto, aunque el cuerpo parezca sólido, cada célula está en realidad en continuo movimiento, se podría decir que lleno de ondas de energía.

¿Cómo Funciona la Terapia Iónica?

La vida y la salud del ser humano son determinadas por la cantidad de electrones que se llevan dentro el cuerpo. Una persona sana debe de tener un 80% de Iones negativos (aniones) y 20% de Iones positivos (cationes).

Debido a la contaminación del aire, agua y alimentos, además de otros factores provocados por el "estilo de vida" moderno, acumulamos Iones positivos o "cationes" en nuestro cuerpo, la acumulación excesiva de cationes se Convertirá en toxinas. La Terapia de Desintoxicación Iónica trabaja a nivel electrolítico, llevando a cabo un proceso llamado "ionización", mediante el cual se rompen las moléculas del agua que se encuentra en la tina en donde están los pies, separándolas en miles de iones negativos.

Por Osmosis una gran cantidad de aniones (iones negativos) penetran las diferentes membranas del cuerpo y al encontrarse con iones positivos, es decir, con toxinas adheridas a los diferentes tejidos corporales (piel, órganos, etc.), la carga negativa de los aniones neutraliza la carga positiva de las toxinas ó cationes.

La Terapia de Desintoxicación Iónica promueve la actividad de los iones en el organismo, por medio de un baño electrolítico se controla el flujo de iones del agua que lo transmite al cuerpo, dicho flujo de iones es la condición necesaria para transportar electrones al cuerpo y, por consiguiente, para que se produzca gran parte de la comunicación celular y la neutralización de radicales libres, metales pesados y sustancias tóxicas que actúan como radicales.

Al ser neutralizada la carga positiva de las toxinas, éstas se desprenden de los tejidos a los cuáles estaban adheridas, y son extraídas del cuerpo por Osmosis y Difusión facilitada a través de los pies.

El cuerpo, al reconocer el proceso de desintoxicación que se está llevando a cabo, coopera incrementando el metabolismo, acelerando la actividad celular, segregando varias clases de enzimas, y apresurando la función de eliminación de los diferentes órganos excretorios, particularmente del hígado, riñones, piel, las plantas de los pies y la respiración.

Con esta Terapia se minimizan los posibles efectos secundarios no deseados provocados con los métodos de desintoxicación biológicos tradicionales, en los que a menudo es difícil evitar un sobreesfuerzo del hígado.

Además de lograr eliminar una gran cantidad de toxinas, La Terapia de Desintoxicación Iónica dará al cuerpo una gran cantidad de iones negativos que son los que además nos hacen sentir en paz, relajados, sanos, alertas, por lo que nuestro cuerpo se sentirá más ligero después del tratamiento, nuestra mente pensará más claramente y sentiremos un mayor sentido del bienestar. Durante el proceso electrolítico, el agua en contacto con los pies suele adoptar una coloración intensa que va en función de las sustancias excretadas. Una parte de dicha coloración se debe a los compuestos que contiene el agua, sin embargo, habrá partículas más tóxicas en el agua que han sido drenadas del cuerpo, las que formarán anillos pegajosos, espuma, aglomeraciones de sustancias, y otras formas de partículas y colores.

El flujo de Iones durante el proceso de la electrólisis, produce campos electromagnéticos caracterizados por una frecuencia que entra en resonancia con el cuerpo y estimula a todas las células del cuerpo. Esto le permite equilibrarse eléctricamente y facilita que realicen de manera eficaz el metabolismo normal de las células y órganos caracterizados por los procesos de absorción, asimilación y eliminación. En términos de electricidad, las células del ser humano sano tienen un potencial negativo de unos 70 a 90 milivoltios. Dentro de este rango, la absorción de los nutrientes y la eliminación de desechos son eficaces. Un potencial negativo, una célula estresada o lesionada, puede dar una medición de tan sólo 10 a 20 mili voltios, y en esta situación, tanto la absorción como la eliminación de los desechos, son pobres. Esta condición puede desarrollarse de repente o despacio, como consecuencia de la acumulación progresiva de iones positivos causada por las dietas modernas, la contaminación o por el estrés de vida.

La Terapia de Desintoxicación Iónica se sirve de las corrientes eléctricas generadas por la unidad, las áreas reflejas en las plantas de los pies y los meridianos de energía, para promover una bio-restauración de los campos de energía, los cuales son utilizados por los órganos en su capacidad funcional normal. Si éstos están deficitarios y no se encuentran irreversiblemente dañados, se pueden beneficiar de este proceso, mejorando su funcionamiento.

La Terapia de Desintoxicación Iónica puede considerarse como un bio-modulador de los diferentes campos de energía. Esta modulación tiene que ver con los cambios en las ondas eléctricas (amplitud, frecuencia y norma) y los Cambios en la corriente eléctricas (relativa a las transmisiones fisiológicas y que resulta en una mejoría de ésta).

Elimina de tu cuerpo TOXINAS Y DESECHOS, de manera rápida y segura, en tan solo 30 minutos se lleva a cabo la sesión de desintoxicación o limpieza iónica del cuerpo.

Solo colocas tus pies en una bandeja con agua tibia y sal marina (Iotización) conectada al Limpiador Iónico y mediante electrolisis salen las impurezas de tu organismo.

Esta nueva Terapia de Desintoxicación fue desarrollada en Australia y se basa en el hecho de que todos los seres vivos, además de estar constituidos por el 70% de agua, producen una forma de electricidad orgánica o Bio-Carga.

Debido a nuestra vida cotidiana estamos rodeados de toxinas que respiramos y consumimos, adicional a eso la carga emocional y mental generan Stress y a su vez mas toxicidad que va instalándose en los distintos órganos del cuerpo traduciéndose en malestar y enfermedades.

Existen varios métodos para desintoxicar el cuerpo: el uso de las hierbas, vitaminas, homeopatía, dieto terapia, hidroterapia, lavados de colon, etc. Todos estos pueden incluirse en un programa de tratamiento de cualquier enfermedad.

La Regeneración Celular, "BEFE" (Biocuantic Fied), es un generador de iones, el cual se compone de dos partes: un suministro de energía eléctrica y un ionizador. El ionizador se introduce en el agua junto con los pies.

El suministro de poder entrega cierta cantidad de corriente eléctrica en el ionizador, esto causa que los metales que lo componen y la combinación con el agua y sus sales, generen iones cargados positiva y negativamente. Los iones son cargados en los átomos que han perdido o ganado un electrón y como consecuencia se forma un campo electromagnético capaz de atraer o neutralizar las partículas con cargas opuestas y extrayéndolas del cuerpo a través de un proceso llamado Osmosis.

Osmosis es un término científico usado para describir el movimiento de partículas a través de la membrana celular desde el medio de menor concentración al medio de mayor concentración; la alta concentración, se refiere en este caso al campo de Ion.

Los individuos saludables que se aplican la terapia de regeneración celular, se sienten revitalizados y con una sensación de mayor bienestar; los que tienen dolor, edema hinchazón y deterioro de las articulaciones han reportado un alivio sintomático con las sesiones.

El potencializador del campo bio-electrónico, es una terapia segura, no tóxica, no invasiva, sin efectos colaterales indeseables con resultados excelentes en manejo del dolor, por ejemplo en la artritis y otros dolores así como una rápida cicatrización. Además es un excelente ayudante en el tratamiento de: quemaduras, incontinencia, daños musculares, trastornos menstruales, cefaleas, migrañas, tiene efecto anti-inflamatorio, combate todo tipo de microsis y deja la piel suave y flexible.

Uno de los efectos más evidentes es la eliminación de toxinas y materiales extraños atrapados en la capa de la dermis, esto se puede apreciar por el nivel de coloración del agua que aparece durante la terapia.

Una dieta balanceada, el uso adecuado del ejercicio y otras terapias biológicas, que en conjunto tienen efecto sinérgico y además el uso de la terapia del potencializador del campo bioelectrónico, tendrán resultados notables en el estado de salud del paciente.

Debido a que el hombre moderno no hace suficiente ejercicio, tiene una alimentación inadecuada, hace un uso inmoderado de sustancias tóxicas, tiene estrés emocional, una exposición excesiva a campos electromagnéticos (teléfonos celulares, hornos de microondas, computadoras, alfombras sintéticas, ropa de plástico, etc.) el exceso de iones positivos en su entorno, exceso de ruido y contaminación química del ambiente y de los alimentos, ocasiona que los campos del organismo se descarguen causando pérdida de energía y como consecuencia dolores y enfermedades.

Una carga baja se refleja en pereza física y mental además de lentitud en todas las funciones, cansancio, estrés; y como bien podemos imaginarnos mediante la "bio-carga" reemplazamos dicha energía mediante la recarga, de la misma manera que se puede recargar la batería de un automóvil o una pila recargable. Esta unidad es una manera segura y efectiva de obtener dicha energía. El sistema utiliza agua debido a que hasta un 80% de nuestro cuerpo es agua, además el agua contiene el patrón electrónico necesario para adaptarse a una carga eléctrica convencional o una bio-carga.

¿Cómo se aplica el tratamiento?

Ya vimos como se aplica, usando una pequeña tina o cualquier recipiente suficientemente amplio para un baño de pies, y el agua necesaria para bañar los electrodos. El efecto se dará en todo el cuerpo, por que debemos de recordar que el cuerpo está constituido aproximadamente por un 80% de agua, y este es el medio utilizado por la unidad, por lo que el efecto viaja a través del agua, componente principal del cuerpo.

A CONTINUACION SE MUESTRA EL PROCESO DE DESINTOXICACION IONICA, EN UN TRATAMIENTO DE 30 MINUTOS, CON LOS RESULTADOS DEL MISMO CADA 5 MINUTOS.

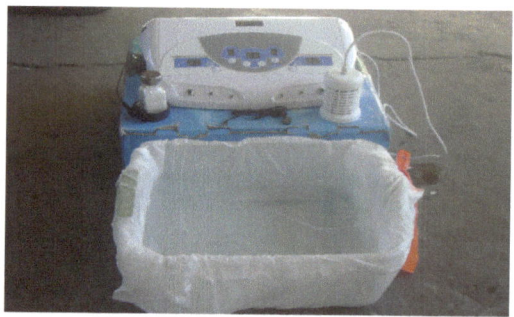

1.- Inicio del tratamiento.- Se colocan tus pies dentro de un balde con agua tibia (abre los poros de la piel).

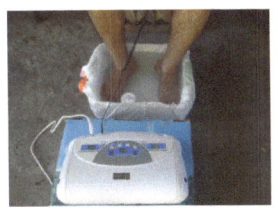 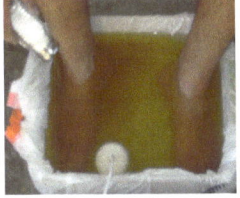 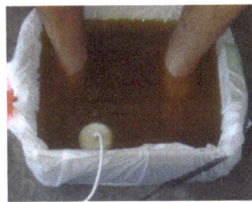

Inicio   **después de 5 minutos** **después de 10 minutos**

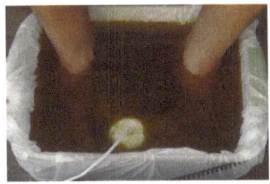 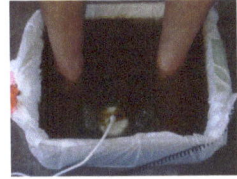 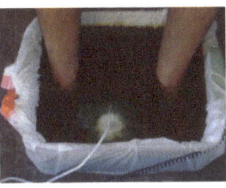

Después de 15 minutos **después de 20 minutos** **después de 25 minutos**

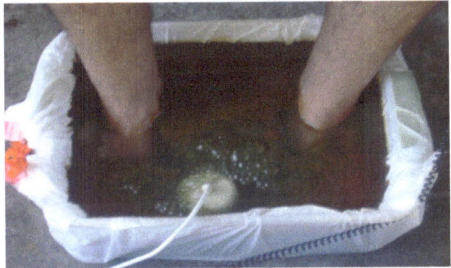

Después de 30 minutos

Final del tratamiento

Paso 2.- Imagen de 5 minutos después de iniciado el tratamiento, aquí empiezan a drenar parte de los tóxicos que se encuentran en nuestro cuerpo.

Paso 3.- en este paso vemos que aparecen metales pesados (partículas negras) que son extraídas del hígado y otros órganos, además observamos levadura (partículas blanquecinas) y además, podemos ver muchos de los tóxicos que se encuentran dentro de nuestro cuerpo.

Paso 4.- aquí en el cuarto paso empezamos a observar residuos tóxicos que provienen de la vesícula, las partículas verdosas que se pueden ver en el agua, además observamos en la orilla del balde, en el nivel del agua, que se van acumulando grasas que son extraídas en el tratamiento, y también se observa el agua con coloración rojiza que viene a ser los tóxicos que se expulsan de el sistema linfático y coyunturas.

Paso 5.- observamos la cantidad excesiva de metales pesados por su coloración negruzca y muchos otros tóxicos expulsados.

Paso 6.- aquí casi al final del tratamiento se observa más a la vista la gran cantidad de tóxicos que expulsa el paciente.

PASO 7.- al final del tratamiento vemos que hay expulsión de gran cantidad de metales pesados, como el plomo y muchos otros, además observamos levadura, toxinas provenientes de la vesícula, pulmones, además de desechos de grasas, colorantes, conservantes, pesticidas etc.

BENEFICIOS

La Terapia de Desintoxicación Iónica estimula suavemente una gran cantidad de funciones básicas del organismo. Ofrece el impulso necesario para que funcione la autorregulación del organismo y este se equilibre con mayor facilidad.
La activación del flujo de iones, causa entre otras, las siguientes reacciones:
• Reducción de la acidosis.
• Excreción de las toxinas y neutralización de ellas en el cuerpo.
• Desactivación más eficaz de los radicales libres.
• Reducción de la formación de radicales libres, se activa el agua corporal y por consiguiente se aumenta la eficacia de sus funciones de transporte y limpieza.
• Se combate la formación de depósitos en los vasos sanguíneos.
• Se estimula constantemente el flujo sanguíneo.

Otros beneficios

• Se intensifica la actividad de los órganos internos.
• Se equilibra el metabolismo.
• Se mejora el estado de humor.
• Se favorece el sueño.
• Se mejora el rendimiento.
• Se crea una base que mejora la cicatrización y la generación.
• Purifica la sangre y drena el sistema linfático.
• Facilita la circulación sanguínea.
• Fortalece el sistema inmunológico.
• Acelera el proceso metabólico del cuerpo.
• Maximiza la desintoxicación natural del cuerpo.
• Aumenta la absorción de las sustancias nutritivas.
• promueve la pérdida de peso.
• Remueve depósitos de grasa.
• Estimula la regeneración celular.
• Regula desordenes hormonales.
• Reduce el dolor y la inflamación.
• Retarda el envejecimiento.
• Ayuda a resolver problemas y manchas de la piel.
• Ayuda a combatir adicciones al alcohol y a las drogas.
• Aumenta la energía y el sentido de bienestar del cuerpo.
• Alivia la fatiga crónica y facilita el descanso nocturno.

PRECAUCIONES

En este tratamiento de desintoxicación celular iónica generalmente se extraen muchas toxinas, metales pesados y no pesados, colorantes, conservantes que vienen integrados en la comida que consumimos frecuentemente, también se extrae levadura, humo de cigarrillo si es que fumamos y si no fumamos, pues del cigarrillo de segunda mano que muchas veces aspiramos etc.

Cuando se va a llevar una desintoxicación completa, nuestra sugerencia es que la persona que va a recibir el tratamiento(generalmente son de 10 a 12 sesiones de 30 minutos cada una o dependiendo del grado de desintoxicación), estamos sugiriendo que cada paciente que se va a someter a la desintoxicación completa haga el consumo de un suplemento multivitamico y además uso de calcio con magnesio, generalmente cuando se están extrayendo las toxinas del cuerpo, también en el proceso se extraen minerales(no hay estudios de el porcentaje) que vienen del sistema esquelético, y para no debilitar nuestros sistemas seria muy conveniente poner atención a esta recomendación.

RESUMEN

Cuantas veces no hemos escuchado decir "juventud divino tesoro", y si en realidad el ser joven es un tesoro muy apreciado por cuanto en esta etapa buscamos con mas ahínco mantenernos físicamente bien y saludables.

Buscar el elixir de la juventud o la porción mágica que nos de la juventud, hasta la fecha a mi entender pues no se ha encontrado, mas sin embargo ha habido grandes avances en la industria del cuidado personal de la mujer y el hombre que nos han ayudado a mejorar nuestra apariencia física, salud y aun mas, retrazar el envejecimiento.

Como todos sabemos gran porcentaje de la población (mujeres, hombres, niños), diariamente hacen uso de suplementos nutritivos como las vitaminas, minerales, proteínas etc.

La mujer en todo su esplendor, usa las maravillosas cremas y maquillajes fantásticos con los cuales les da frescura y belleza a su piel.

La sincera verdad nos dicta que cuando seamos capaces de tener una dieta alimenticia balanceada, ya sea que usemos suplementos nutritivos para complementar esa dieta, cuando desintoxiquemos nuestro cuerpo de las malignas toxinas periódicamente, cuando dejemos de abusar (si es que lo hacemos) del alcohol, tabaco, o cualquier tipo de drogas, entonces y solo entonces estaremos en camino a poseer una salud envidiable y mejoras en todos los aspectos de nuestra vida. Solo recuerda esto, si tienes una vida saludable con buenas expectativas, lo demás vendrá por añadidura.

Raymundo Ramírez

www.ingramcontent.com/pod-product-compliance
Lightning Source LLC
Chambersburg PA
CBHW042239290526
45792CB00021B/822